DES FLUEURS BLANCHES

EN GÉNÉRAL.

Prix : 1 franc.

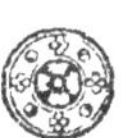

DES FLUEURS BLANCHES

EN GÉNÉRAL ;

DES CAUSES QUI LES PRODUISENT ET QUI LES ENTRETIENNENT ;

DU TRAITEMENT LE PLUS EFFICACE POUR LES GUÉRIR ;

NOTIONS SUIVIES DE

QUINZE OBSERVATIONS VARIÉES ET RÉCENTES, PRISES DANS MA PRATIQUE.

MEMOIRE dédié particulièrement aux Femmes de tous les âges, de toutes les conditions, qui ne peuvent se décider à avoir recours à un Médecin, pour se débarrasser des Flueurs Blanches dont elles sont atteintes,

Par Prosper Couchard.

(Montlouis, Indre et Loire.)

MEMBRE CORRESPONDANT DE PLUSIEURS SOCIÉTÉS DE MÉDECINE.

« En échange de la vie qu'elles nous ont donnée,
« offrons leur la santé. »

TOURS,

CHEZ MAME et Cⁱᵉ., IMPRIMEURS-LIBRAIRES,
Rue de l'Ancienne-Intendance.

OU CHEZ L'AUTEUR, RUE DU COMMERCE, N.º 49, AU COIN DE LA RUE MONTFUMIER ;
Tous les Samedis, depuis 1 heure jusqu'à 3.

1835.

AVIS ESSENTIEL.

Je n'ai point la prétention d'émettre dans cet opuscule, des considérations nouvelles sur les Flueurs Blanches, ou sur le mode de traitement qui leur est propre. Le docteur Blatin, il y a 27 ans, et de nos jours, le docteur Lagueau, ont épuisé dans leurs savans écrits tout ce qu'il y avait à dire à ce sujet. Aidé de ces deux auteurs et de l'expérience du sage Pinel, ce sont donc des notions générales seulement, et des conseils que je désire offrir aux femmes de tous les âges et de toutes les conditions, atteintes d'une affection désagréable, fatigante, et qu'en général elles avouent difficilement.

Dans l'espoir de me faire comprendre des gens du monde, j'éviterai les détails purement scientifiques; et si parfois je suis contraint de me servir de termes techniques, je les traduirai le plus simplement possible, afin que leur valeur n'échappe pas à l'intelligence de ceux qui sont étrangers au langage médical. Je m'efforcerai surtout d'être clair et concis.

Le cadre que je me suis tracé, le voici commenté en peu de mots :

1°. Des Flueurs Blanches en général :

Ce chapitre contiendra l'histoire de cette maladie, depuis son début (état aigu), jusqu'à son dernier degré (état chronique.)

2°. **Des causes qui les produisent et qui les entretiennent :**

Dans ce chapitre 2, j'énumérerai les causes physiques et les causes morales, qui produisent et entretiennent les Flueurs Blanches.

3°. **Du traitement le plus efficace pour les guérir :**

Ce chapitre 3 indiquera aux femmes qui ne peuvent se décider à avoir recours à un Médecin, pour se débarrasser de Flueurs Blanches, nouvelles ou très-anciennes, le traitement rationnel qu'elles doivent adopter, suivant leur âge. leur tempérament, leurs habitudes, etc.

4°. **Quinze observations variées et récentes prises dans ma pratique :**

Ces quinze observations, variées et récentes, serviront d'exemple, d'application du traitement indiqué généralement dans le chapitre 3.

Tel est le travail que je me suis imposé :

J'ai voulu être utile à un sexe digne, sous tous les rapports, denos soins, de nos hommages, de notre reconnaissance ; ma plume n'éveillera donc aucune susceptibilité, aucune jalousie, et ne provoquera que des critiques judicieuses. inspirées par la noble envie de rivaliser de zèle avec moi , et d'aider mon faible talent d'observation.

CHAPITRE PREMIER.

DES FLUEURS BLANCHES EN GÉNÉRAL (1).

On appelle Flueurs Blanches, Leucorrhée, Flux blanc, un écoulement muqueux par les parties génitales de la femme, qui est déterminé par l'irritation ou l'inflammation plus ou moins vive de la membrane interne du vagin, du col et de la cavité de l'utérus, autrement dit matrice.

La matière rejetée dans cette affection est ordinairement blanche et assez apparente; souvent elle est d'un blanc jaune opaque; d'autres fois elle est verte ou rousse; ou bien encore elle a l'aspect de vrai pus; rarement elle offre une teinte noire et présente au microscope et même à l'œil nu, une quantité considérable de petits vers semblables à ceux qu'on trouve dans le fromage.

Tantôt l'écoulement est séreux et abondant; le plus souvent il est visqueux comme l'albumen de l'œuf qui a subi un commencement de coction. Il a aussi l'apparence de la crème; parfois des mucosités épaisses s'échappent par flocons des parties génitales de la femme.

Le liquide provenant de l'écoulement, est ou inodore ou extrèmement fétide. En général il est doux et ne présente aucune propriété stimulante ni contagieuse. Pourtant, lorsqu'il résulte d'une affection dartreuse, cancéreuse, syphilitique, etc., il devient contagieux, acquiert plus ou moins d'âcreté, produit des ardeurs d'urine insupportables et des excoriations excessivement doulou—reuses.

Les Flueurs Blanches sont nouvelles ou aigues, anciennes ou chroniques.

Dans le premier cas, il s'écoule par le vagin un liquide variable en couleur, en consistance, en quantité. On ressent une démangeaison plus ou moins incommode dans le vagin ou dans la matrice, un besoin fréquent d'uriner, un sentiment d'ardeur en urinant. Vers le 3.me ou 4.me jour, l'écoulement est clair, peu abondant, avec chaleur dans les parties où se fait sentir la démangeaison ou prurit; bientôt il augmente, et sa couleur est verte ou jaunâtre; on éprouve alors un sentiment de pésanteur au bas du ventre, dans les aines, à la partie interne des cuisses, au dos, aux hanches, au sacrum, et on accuse des tiraillemens affreux dans l'estomac.

Cet état se soutient pendant quelques jours, non sans quelques accès de fièvre. Au 9.me ou au 10.me jour, l'inflammation est moins intense; la matière prend une couleur jaunâtre, elle devient épaisse, elle blanchit; les ardeurs d'urine se dissipent, et l'écoulement diminue graduellement. Plus tard, la matière plus abondante, est tantôt claire, tantôt épaisse; enfin, après avoir disparu pendant plusieurs jours quelquefois, elle s'arrête tout-à-fait au 36.me ou au 40.me jour.

Dans le second cas, c'est-à-dire dans le cas de Flueurs Blanches, anciennes ou chroniques, la maladie n'a plus de marche positive. Il y a absence absolue ou retour irrégulier d'inflammation. Sa durée est illimitée, puisqu'il n'y a plus de tendance à la guérison. La femme atteinte de Flueurs Blanches chroniques est, le plus souvent, décolorée, sans force, sans énergie, sans appétit; elle tombe dans un abattement impossible à décrire, et se plaint sans cesse d'avoir toutes les extrémités froides.

Les Flueurs Blanches se terminent quelquefois subitement à la première menstration, par les lochies; par une hémorragie de la matrice ou des intestins; par la diarrhée, par le vomissement; par des sueurs, etc. Le plus sage est de leur opposer un traitement énergique, soutenu, appro-

---

(1) Je déclare ici que je me suis approprié des passages entiers appartenant aux ouvrages des docteurs Blatin, Pinel et Lagneau.

› prié à l'âge, au tempérament de la malade. L'insouciance dans une pareille circonstance, peut occasionner les plus graves accidens, tels que des ulcères à la vessie, des ulcères à l'intérieur du vagin, de la matrice; des hémorroïdes, des maladies de peau, l'hydropisie, l'hystérie; des douleurs continuelles de poitrine; la consomption ou dépérissement général de toutes les parties du corps, avec fièvre lente; et je suis contraint de l'écrire, quelquefois la mort!...

En général, les Flueurs Blanches ou pertes blanches, se manifestent chez les femmes, depuis la puberté, ou l'époque de la première apparition des règles, jusqu'à celle de leur disparition, ou âge critique. On a reconnu que ce genre d'affection était plus commun chez les femmes mariées que chez les jeunes personnes. Enfin l'observation prouve que les petites filles et les vieilles femmes n'en sont pas exemptes.

Telle est l'histoire des Flueurs Blanches en général. Passons au chapitre 2, des causes qui les produisent et qui les entretiennent.

CHAPITRE II.

DES CAUSES QUI PRODUISENT LES FLUEURS BLANCHES ET QUI LES ENTRETIENNENT.

§ 1.er *Des causes physiques.*

Ainsi que je l'ai déjà dit, l'époque de la vie qui dispose le plus aux Flueurs Blanches, est celle qui s'étend depuis la puberté jusqu'à l'âge critique. L'époque de la première apparition des règles donne lieu aux Fleurs Blanches, par excès d'énergie de circulation à la matrice; la disparition des règles donne lieu aux Flueurs Blanches par atonie, par faiblesse de la matrice.

En effet, à l'âge de la première menstration, il s'opère vers les organes de la génération, un travail qui paraît absorber l'énergie de tous les systèmes. Toutes les fonctions languissent, principalement celles de l'estomac, qui ne digère plus que fort mal; d'où naissent les goûts bizarres et dépravés. La matrice est donc le siége d'une circulation d'autant plus active que le sang et le calorique dont il est chargé, abandonne les autres organes pour se porter avec abondance vers celui-là.

C'est alors que l'afflux sanguin, causé par la concentration des forces vitales à la matrice, est augmenté et qu'il détermine des écoulemens blancs ou Flueurs Blanches.

Par une raison contraire, l'âge critique en détruisant pour toujours l'afflux périodique sanguin, et en plaçant la matrice dans un état d'atonie, de faiblesse, donne lieu aux Flueurs Blanches.

J'étais désireux d'entrer dans quelques détails au sujet de cette première cause physique; les nombreuses questions que m'adressent les personnes atteintes de Flueurs Blanches, qui se confient à mes soins, m'ont fait penser que la curiosité des femmes était vivement excitée par cette brusque apparition de Flueurs Blanches, à l'époque de la première apparition de leurs règles, et à celle de leur disparition.

Actuellement je vais continuer l'énumération des causes de l'écoulement blanc, sans m'étendre aussi long-temps sur chacune d'elles.

Les tempéramens ont, sans contredit, des influences différentes dans la disposition aux Flueurs Blanches. Les femmes d'un tempérament sanguin, surtout celles d'un tempérament lymphatique, qui ont la chair molle, blanche, des formes arrondies, plus ou moins grasses, sont plus sujettes que toutes les autres aux Flueurs Blanches.

La débilité de la constitution soit originaire, soit acquise, prédispose beaucoup aussi aux Flueurs Blanches.

On a pensé que les Flueurs Blanches pouvaient être héréditaires. Quelques observations qui prouvent que des petites filles prises, dès l'âge de deux, trois ou de quatre ans de Flueurs Blanches, étaient nées de parens maigres, d'une mauvaise constitution, appuient cette opinion. Toutefois, rien ne prouve positivement que ces jeunes filles aient été dès leur naissance, parfaitement à l'abri des causes qui déterminent les Flueurs Blanches.

La situation de la matrice, son mode d'organisation, la nature de ses fonctions, disposent aux Flueurs Blanches. Située à la partie la plus déclive du tronc, abreuvée par un grand nombre de vaisseaux sanguins, susceptibles d'un grand développement, destinée elle-même à des écoulemens périodiques, à une distension considérable pendant la grossesse, la matrice est placée au milieu des circonstances qui disposent aux Flueurs Blanches.

La stimulation directe des organes génitaux, causée par la présence d'un tampon, d'une éponge dans le vagin ; par les excès conjugaux, la masturbation, par les injections irritantes, par la grossesse, un accouchement laborieux terminé à l'aide de manœuvres longues et imprudentes , par des fausses couches répétées, par des chutes de matrice ; cette stimulation des organes génitaux, dis-je, déterminent fréquemment chez la femme, des Flueurs Blanches abondantes et tenaces.

Les coups sur le bas ventre, l'usage des chaufferettes, des vêtemens trop légers pour la saison froide, sont des causes actives de l'écoulement blanc.

On le remarque encore après l'abus des bains chauds ; après un trop fréquent usage de viandes salées ; de fruits d'été ; de nourritures lactées, légumineuses, farineuses, après l'emploi de bière nouvelle.

La cessation subite de la transpiration par l'action du froid , les expectorations supprimées , les dérangemens des règles, leur suppression accidentelle ou naturelle, celle du flux hémorrhoïdal, des lochies, disposent singulièrement aux Flueurs Blanches.

Parfois le travail de la dentition donne des Flueurs Blanches aux petites filles.

Mais une des causes les plus positives, les plus inconstestables des Flueurs Blanches, c'est assurément une habitation humide et froide. Dans les pays où les villages , les villes sont situées au milieu des marais, les Flueurs Blanches sont endémiques , c'est-à-dire, sont propres à ces localités particulières.

Bien plus, le célèbre Morgagni a constaté que pendant certaines années brumeuses, froides , pluvieuses, les Flueurs Blanches avaient été épidémiques, c'est-à-dire avaient atteint en même temps et dans un même pays, un nombre considérable de femmes.

Il est constant qu'à Tours, et que dans plusieurs localités de la Touraine, la quantité des écoulemens blancs que mes confrères et moi nous sommes appelés à soigner, est due au voisinage de la Loire et du Cher.

§ 2. Des causes morales.

Comment expliquer la puissante influence de morale sur le physique ? C'est ce que demandent encore aujourd'hui les médecins observateurs les plus érudits ; toutefois, il est certain que ce phénomène a lieu d'une manière admirablement sensible.

C'est ainsi que les impressions morales tristes déterminent surtout l'apparition des Flueurs Blanches.

En effet, la femme accablée par les chagrins, les contrariétés des toutes espèces, les traverses, les passions malheureuses, maigrit considérablement ; les fonctions se dérangent, particulièrement celles de l'estomac, et les Flueurs Blanches apparaissent bientôt.

Ici finit la nomenclature de toutes les causes principales de l'existence des Flueurs Blanches.

CHAPITRE III.

DU TRAITEMENT LE PLUS EFFICACE POUR GUÉRIR LES FLUEURS BLANCHES.

Je diviserai ce chapitre en deux parties.

Première Partie. — Notions générales sur la médication la plus efficace pour guérir les Flueurs Blanches.

Deuxième Partie. — Observations récentes et variées, qui devront servir d'exemples d'application du traitement indiqué généralement dans la première partie.

PREMIÈRE PARTIE. — *Notions générales sur la médication la plus efficace pour guérir les Flueurs Blanches.*

§ 1.er *Traitement des Flueurs Blanches nouvelles.*

Lorsque l'écoulement est simple, récent et peu intense, il ne présente presque jamais de gravité, et l'on peut sans crainte en abandonner la marche à la nature, aidée par le repos, par quelques bains, et par l'usage de boissons délayantes ; en évitant tout ce qui pourrait ajouter à l'irritation déjà existante.

Mais si l'inflammation est plus violente, que la malade ressente de vives douleurs dans le bas-ventre, qu'elle éprouve de la difficulté pour uriner, de la fièvre, pour ces cas extrême, il faut qu'elle se fasse saigner au bras ou appliquer des sangsues à l'anus, à la vulve. Pour les cas moins violens, il faut qu'elle fasse usage de grands bains chauds, de bains de siège, de lotions et applications émollientes. En même-temps elle boira de la tisane de graine de lin ou de guimauve ; des tisanes nitrées, surtout si la vessie participe à l'irritation. Les injections adoucissantes avec un grain d'opium, et les lavemens de même nature, lui seront d'un grand secours.

Les sangsues appliquées à la vulve conviennent essentiellement lorsque les Flueurs Blanches sont dues à la suppression des menstrues, mais dans le cas de cessation d'un flux hémorroïdal, les sangsues doivent être placées de préférence à l'anus.

Pour les Flueurs Blanches nées à la suite de la disparition brusque d'une transpiration locale, les bains, les frictions irritantes, les cataplasmes sinapisés, les mouches, en rappelant ou remplaçant l'évacuation interceptée, contribuent puissamment à leur guérison.

Dans tous les cas, il faut bien se garder dans le traitement des Flueurs Blanches débutantes ou à l'état aigu, de se servir d'astringens locaux, de toniques, de purgatifs actifs ou légers réitérés ; cette médication déterminerait presque toujours les accidens les plus déplorables.

§ 2. *Du traitement propre à guérir les Flueurs Blanches anciennes ou chroniques.*

1°. Traitement tonique ou stimulant, fortifiant pour l'intérieur, dans le cas de Flueurs Blanches chroniques, provenant d'une mauvaise constitution, soit héréditaire, soit acquise.

Il consiste dans l'emploi des ferrugineux sous diverses formes ; des amers tels que le quinquina, la gentiane, l'absinthe, la centaurée en infusion vineuse, en poudre ou en extrait ; dans l'emploi des substances aromatiques, comme la mélisse, l'armoise, la sauge, le romarin, l'écorce d'orange, l'ortie blanche, le basilic, le lierre terrestre, etc., infusés dans l'eau simple, ou l'eau ferrée; les eaux minérales de Passy, de Vichy et de Spa. Enfin on se sert des baumes de copahu, de tolu, ou bien on les remplace par la térébenthine, la gomme ammoniaque, ou l'infusion de bourgeons de sapins du nord, avec addition du poivre cubèbe.

2°. Traitement local.

Outre les remèdes propres à établir les forces générales, et à réveiller, par la voie intérieure, la vitalité des organes, il convient, quand on en a déjà fait usage pendant un temps assez long pour améliorer sensiblement l'état de la constitution, et surtout lorque les faibles symptômes d'irritation qui pourraient avoir existé aux parties affectées sont entièrement dissipés, il convient, dis-je, d'employer localement des lotions et des injections faites avec les infusions ci-dessus énumérées et dans les cas d'écoulemens rébelles, avec l'eau alumineuse, l'infusion vineuse de roses rouges, la solution d'acétate de plomb, ou avec celle de sulfate de zinc opiacé. Un régime fortifiant et l'exercice, seront toujours indispensables pour seconder les bons effets de ce traitement.

Pour favoriser heureusement les deux traitemens que je viens d'indiquer, il est bon souvent d'y joindre l'action des purgatifs, de vomitifs, de diaphorétiques ou légers sudorifiques, de diurétiques, ou agens augmentant la sécrétion de l'urine; de vésicatoires, de synapismes, de ventouses, etc.; de frictions sèches rendues plus ou moins stimulantes par des vapeurs aromatiques.

En terminant cette série de remèdes indiqués dans les auteurs dont l'opinion fait loi, j'ajouterai qu'il faut que la malade aide leur effet, par le changement d'air, d'habitation, par l'abstinence totale des boissons laiteuses chaudes, surtout par l'abstinence de café au lait, qui semble, dit M. le docteur Lagneau, de tous les alimens le plus propre à déterminer la maladie, et par cette raison, le plus capable de l'entretenir.

DEUXIÈME PARTIE. — *Observations variés et récentes, qui devront servir d'exemple, d'application du traitement indiqué généralement dans la première partie.*

J'arrive à l'endroit le plus difficile de ma tache, celui où je dois donner à chaque femme malade le moyen de choisir le mode de traitement qui lui convient le plus essentiellement, et lui apprendre positivement la manière de mettre ce traitement en pratique.

Pour mieux atteindre mon but, je citerai plusieurs cas différens de Flueurs Blanches, pris dans ma pratique, et je les ferai suivre du traitement que je leur ai opposé. Avec un peu de discernement et de réflexion, il sera facile ensuite de juger par analogie, et de saisir les points de ressemblance qui existeront entre l'affection détruite et celle à détruire.

Table des quinze observations rapportées ci-dessous.

1.re OBSERVATION. — Petite fille de 3 ans et demi, atteinte de Flueurs Blanches causées par la dentition.

2.me OBSERVATION. — Petite fille de 4 ans et 2 mois, atteinte de Flueurs Blanches, pensées héréditaires.

3.me OBSERVATION. — Petite fille de 5 ans, atteinte de Flueurs Blanches, causées par une mauvaise constitution acquise.

4.me OBSERVAVION. — Petite fille de 13 ans et demi, atteinte de Flueurs Blanches par suite de mauvais régime, et d'une habitation prolongée dans un lieu humide.

5.me Observation. — Jeune personne de 16 ans, atteinte de Flueurs Blanches, occasionnées par la masturbation.

6.me Observation. —Jeune personne de 18 ans, atteinte de Flueurs Blanches, par suite de la cessation subite de ses règles.

7.me Observation. — Jeune femme de 22 ans, atteinte de Flueurs Blanches, occasionnées par l'usage d'emménagogues puissans.

8.me Observation. — Jeune dame de 27 ans, atteinte de Flueurs Blanches, causées par un coup violent reçu sur le bas-ventre.

9.me Observation. —Jeune veuve de 28 ans, atteinte de Flueurs Blanches intermittentes, causées par un amour violent contrarié.

10.me Observation. — Femme de chambre anglaise, atteinte de Flueurs Blanches intermittentes, déterminées par une menstruation irrégulière.

11.me Observation. — Dame de 36 ans, atteinte de Flueurs Blanches, causées par un usage répété de bains très-chauds.

12.me Observation. — Femme de 40 ans, atteinte de Flueurs Blanches, à la suite de cinq fausses couches.

13.me Observation. — Femme de 42 ans, atteinte de Flueurs Blanches, causées par des lochies trop promptement supprimées.

14.me Observation. — Dame de 47 ans, atteinte de Flueurs Blanches, déterminées par l'âge critique.

15.me Observation. —Femme de 52 ans, atteinte de Flueurs Blanches, à la suite de sueurs abondantes supprimées brusquement.

PREMIÈRE OBSERVATION.

Petite fille de 3 ans et demi, atteinte de Flueurs Blanches, causées par la dentition.

Le 29 février 1831, je fus appelé pour donner des soins à une petite fille de 3 ans et demi, blonde, très-grasse, qui se trouva tout-à-coup atteinte d'un écoulement blanc.

Arrivé à Savonnières où demeuraient les parens de l'enfant, je trouvait la mère dans la plus vive désolalation. Elle me supplia de visiter avec grand soin sa fille, et de lui dire qu'elle était la cause de l'écoulement qu'elle remarquait depuis six jours.

Après avoir pris différens renseignemens qui me laissèrent dans le doute sur la cause de la maladie, j'examinai les parties génitales qui me parurent rouges et irritées ; j'acquis en effet la certitude qu'elles laissaient échapper un liquide blanchâtre, sans consistance et sans odeur.

La constitution de la petite malade était excellente. Celles du père et de la mère ne laissaient rien à désirer. Je questionnai cette dernière sur la manière dont l'enfant avait été allaitée. Elle me répondit qu'elle-même l'avait élevée jusqu'à ce jour et qu'elle l'avait nourrie de son lait jusqu'à 18 mois. Je ne savais que penser de cette brusque apparition de Flueurs Blanches chez un sujet d'un âge aussi tendre, lorsqu'une violente convulsion s'empara de cette petite fille et vint me révéler la véritable cause de l'affection.

Depuis trois semaines, et sa mère ne m'en avait rien dit à mon arrivée, elle avait éprouvé des convulsions occasionnées par un travail difficile de la dentition.

Je rassurai les parens et je leur fis part de mes idées. J'ordonnai deux grands bains chauds, et des bains de siége dans l'eau de graine de lin.

Huit jours après, les dents percèrent, et le 19.me jour qui suivit ma première visite, les Flueurs Blanches disparurent entièrement.

2.me OBSERVATION.

Petite fille de 4 ans 2 mois, atteinte de Flueurs Blanches, pensées héréditaires.

Le 3 janvier 1831, une revendeuse, demeurant faubourg La Riche, m'amena sa fille âgée de 4 ans 2 mois, atteinte depuis plus d'un an d'un écoulement verdâtre abondant.

La petite malade était d'une maigreur effrayante. Elle ne pouvait rester debout plus de quatre ou cinq minutes. Ses yeux étaient mornes, sans vivacité : ses joues creuses et décolorées ; ses lèvres blanches ; son haleine fétide. Les parties génitales laissaient échapper en grande quantité un liquide infect, épais, opaque, verdâtre.

L'apparence de mauvaise santé de la mère me donna des soupçons ; je l'interrogeai. Elle m'avoua qu'elle-même était atteinte depuis environ 18 ans, de Flueurs Blanches, qu'elle attribuait à une suppression subite de lochies. C'était dans cet état qu'elle avait conçu et mis au monde l'enfant présent devant moi. Cette dernière grossesse avait encore augmenté la quantité de l'écoulement, et depuis ce dernier accouchement les Flueurs Blanches étaient tellement âcres, que les parties génitales étaient excoriées. (*Voyez l'observation* 13.me *dont cette femme est l'objet.*)

J'ordonnai qu'on fît prendre à l'enfant, tous les matins à jeun, 1 gros de sirop d'absinthe ; puis d'augmenter progressivement la dose, jusqu'à 6 gros le matin et autant le soir.

Je prescrivis également deux injections par jour avec une infusion vineuse de roses rouges, ou roses de Provins.

Nota. Toutes les femmes savent comment se font les injections ordinaires. Il est bon que la canule de la seringue, à son extrémité supérieure, soit en forme d'olive, percée de plusieurs trous, afin de répandre le liquide sur toute la surface interne du vagin. On enfoncera convenablement la canule pour porter l'injection le plus profondément possible.

A cet effet, il est nécessaire que la personne qui se fait, ou à laquelle on fait une injection, soit placée sur le dos, les cuisses légèrement fléchies sur le ventre, et très-peu écartées. Aussitôt après que la canule aura été retirée avec précaution, la malade croisera doucement ses cuisses, et restera immobile dans cette position pendant quelques minutes. La prudence exige qu'on se serve de très-petites canules sans olives, pour les toutes jeunes filles.

Je recommandai une bonne nourriture, une abstinence complète de viandes salées. Je conseillai pour boisson habituelle, du vin vieux rouge coupé avec un tiers d'eau ferrée. (Une poignée de clous rouillés dans trois litres d'eau.)

Six semaines après ce traitement commencé, les Flueurs Blanches devinrent bien moins abondantes, et leur couleur perdit son aspect verdâtre et son odeur infecte.

Alors je supprimai le sirop d'absinthe, et je le remplaçai par l'eau ferrée, dans laquelle on fit infuser par pinte, une forte pincée de fleurs d'orties blanches, à la dose, d'abord, d'un quart de verre le matin, et d'un quart de verre le soir, jusqu'à la dose d'un demi verre, matin et soir.

Sous l'empire de cette médication, l'affection se modifia, quoique lentement, et quatre mois plus tard il ne restait plus qu'un écoulement d'un blanc transparent, sans consistance et inodore, qui disparut à son tour un mois ensuite, au moyen de térébenthine que je prescrivis à la dose et de la manière suivante :

1.° Tous les matins, pendant les quatre premiers jours, une pilule de 2 grains de térébenthine.

2.° Tous les matins, pendant les quatre jours suivans, 2 pilules d'un grain chaque de térébenthine; plus 4 autres pilules d'un grain chaque le soir.

3.° Les 9, 10, 11, 12, 13, 14, 15 et 16.me jours, 4 pilules d'un grain chaque le matin et autant le soir.

5.° Les 17, 18, 19, 20.mes jours, 5 pilules d'un grain chaque, le matin, autant le soir.

6.° 26, 27, 28, 29, 30.mes jours, 8 pilules d'un grain chaque, autant le soir.

Les Flueurs Blanches de cette petite fille furent radicalement guéries à cette époque.

Nota. Parfois la térébenthine occasionné de violens maux de tête : dans ce cas, on doit la remplacer par les baumes de copahu, de tolu, ainsi qu'on le verra plus tard.

3.me OBSERVATION.

Petite fille de 5 ans, atteinte de Flueurs Blanches, causées par une mauvaise constitution acquise.

Le 5 octobre 1831, je fus invité par un ancien officier de cavalerie, domicilié à Tours, veuf depuis 4 ans et demi, de soigner sa fille âgée de 5 ans, atteinte de Flueurs Blanches abondantes.

Cet officier me dit, que la mort de sa femme l'avait obligé de mettre son enfant en nourrice, à l'âge de 6 mois et de l'y laisser jusqu'à l'âge de 5 ans, et qu'il venait de la retirer tout derniè-rement, afin de l'arracher, s'il était possible, à un état de dépérissement qu'il ne pouvait expliquer.

En effet, la petite malade ressemblait à un squelette vivant; elle n'avait réellement que la peau collée sur les os. Son regard était hébété, sa peau terreuse, son corps tremblait sur ses jambes, parler même la fatiguait.

L'examen des parties génitales m'apprit qu'elles laissaient échapper abondamment un liquide épais, jaunâtre, d'une odeur fétide.

Il resta démontré pour moi que la petite fille que j'avais sous les yeux avait été victime de la plus coupable négligence, et que les Flueurs Blanches dont elle était atteinte étaient dues : 1.° à un mauvais allaitement ; 2.° à une nourriture détestable et insuffisante.

Je conseillai de faire prendre à la petite malade, soir et matin, une cuillerée de vin de quinquina, pendant un mois ; puis à cette époque de porter successivement la dose depuis une cuillerée matin et autant le soir, jusqu'à deux cuillerées matin et soir.

J'ordonnai pour les premiers jours, de laver souvent les parties génitales avec de l'eau de guimauve blanche, afin d'adoucir l'irritation que causait intérieurement l'âcreté des Flueurs Blanches. Ensuite je fis faire deux fois par jour une injection avec l'eau de roses et le sulfate de zinc. (Successivement, 10, 12, 15, 20 grains par litre d'eau de roses.) En même-temps, à l'aide de plusieurs frictions sèches aromatiques, pratiquées sur le bas ventre, on stimula la matrice.

Je prescrivis de bons bouillons gras, des viandes blanches et rôties. Pour la boisson ordinaire, ce fut du vin vieux rouge, coupé avec un tiers d'eau ferrée, puis avec moitié.

Après cinq mois de ce régime, observé rigoureusement, l'écoulement disparut.

4.me OBSERVATION.

*Petite fille de 13 ans et demi, atteinte de Flueurs Blanches, par suite de mauvais régime,
et d'une habitation prolongée dans un lieu humide.*

Le 17 juillet 1832, une femme de St.-Genouph, conduisit chez moi sa fille, âgée de 13 ans
et demi, qui depuis 15 mois était atteinte de Flueurs Blanches.

Cette jeune fille, pâle, ou plutôt jaune, n'avait cependant pas le corps maigre; toutefois, ses
membres supérieurs et inférieurs étaient grêles. Elle mangeait peu et sans plaisir. Parfois elle
se plaignait de maux de cœur, le matin surtout, mais elle ne vomissait jamais.

Il s'échappait sans cesse des parties génitales un écoulement jaunâtre, abondant.

Je demandai à la mère si son habitation était voisine de quelque rivière : Elle me dit qu'elle
demeurait près du Cher, et que sa maison était entourée de mares et de fossés pleins d'eau sale
et bourbeuse.

Je m'informai des alimens que préférait la jeune malade. Je sus que depuis 5 ou 6 mois elle
ne mangeait que de la salade, de l'ail et du pain noir trempé dans du vinaigre. J'adressai quelque
reproche à la mère à ce sujet. « Il faut bien lui céder, me répondit—elle en pleurant, ou bien
« elle ne prendrait aucune nourriture. »

Avant tout, j'ordonnai qu'on la changeât d'air, d'habitation, et qu'elle fût placée dans un lieu
sec. Je défendis expressément la salade, les viandes salées. Je conseillai des alimens nourrissans,
et l'usage de vin vieux rouge, coupé avec moitié d'eau ferrée.

Je prescrivis par jour, d'abord 8 grains d'extrait de gentiane, puis 10, 12 et 15 grains. Je fis
faire, matin et soir, une injection avec infusion vineuse de roses rouges, ou roses de Provins.

Après trois mois de ce traitement, la guérison sembla parfaite. Cinq semaines se passèrent
sans qu'on vît aucune apparence d'écoulement. Tout—à—coup la malade se plaignit de violentes
coliques dans le bas—ventre, de douleurs dans les reins, dans les cuisses, dans les jambes, et les
Flueurs Blanches reparurent bientôt en plus grande abondance que la première fois.

Je soupçonnai que cette récidive était causée par l'approche de la menstruation, et en effet,
un mois après, mes doutes furent justifiés.

A partir de ce moment cette jeune fille fut bien réglée, et les Flueurs Blanches, sans le se—
cours d'aucune médication, cessèrent immédiatement.

5.me OBSERVATION.

Jeune personne de 16 ans, atteinte de Flueurs Blanches, occasionnées par la masturbation.

Le 4 janvier 1833, je fus demandé à Tours, par une maîtresse ouvrière qui avait chez elle
plusieurs apprenties.

Elle me raconta qu'une de ces jeunes personnes se livrait, avec un entêtement désespérant, à
la masturbation, et que rien ne pouvait lui faire perdre cette malheureuse habitude. « A 15 ans
» elle était fraîche et grasse, ajouta—t—elle, et depuis 2 ans elle dépérit à vue—d'œil, atteinte de
» Flueurs Blanches abondantes. »

La malade me fut alors présentée. Sa figure était maigre et blême; ses yeux sans expression se
fermaient à demi, ne pouvant supporter l'éclat du jour; elle était grande, déjà un peu courbée;

elle avait des os forts et bien faits, mais recouverts seulement d'une peau sèche et brûlante, décolorée comme celle du visage. Ses jambes semblaient à chaque instant se dérober sous elles.
Elle éprouvait de fréquens engourdissemens dans tous les membres, des tiraillemens d'estomac,
des douleurs sourdes dans les reins. La paume de ses mains était sans cesse humide, ainsi que le
creux de l'estomac. Elle accusait un abattement général et continuel de tout le corps. Point d'appétit; une tendance extrême au sommeil, un dégoût prononcé pour le travail d'esprit et pour
tous les exercices du corps.

Enfin les règles coulaient peu et apparaissaient rarement; depuis 2 ans cette jeune personne
était atteinte d'un écoulement abondant, d'une couleur jaune verte, qui la fatiguait extrêmement.

Bien persuadé que dans un pareil cas, la première chose à faire était d'obtenir de la malade un
abandon total de ses funestes habitudes, j'entrepris de lui faire une peinture sévère et vraie tout
à la fois, du danger auquel elle s'exposait en s'abandonnant à un penchant honteux et homicide.

Mes raisons parurent lui causer une vive impression; elle fondit en larmes, me promit de ne
plus se livrer dorénavant à de semblables excès, et me supplia de la tirer le plus promptement
possible, de l'état d'anéantissement dans lequel elle était plongée.

Je donnai ensuite à la maîtresse quelques renseignemens sur les précautions qu'elle devait
prendre la nuit, afin d'empêcher que la force de l'habitude ne l'emportât pendant le sommeil sur
les bonnes résolutions de sa jeune ouvrière. De plus, je recommandai de lui faire lire chaque jour,
pour soutenir sa fermeté, quelques pages choisies du fameux ouvrage de Tissot, intitulé : l'*Ona-
nisme*.

Il fut aussi convenu que la malade suivrait au commencement, un régime doux, ferait usage
de viandes blanches, et adopterait pour boisson, le vin vieux rouge, coupé avec l'eau minérale
de Vichy.

Tant qu'au traitement, j'ordonnai qu'elle prît chaque matin, un demi verre d'infusion vineuse
de baies de romarin; le soir, en se couchant, 2 pilules d'extrait de stramoine, d'un quart de
grain chaque, jusqu'à la dose d'un grain, et qu'elle fît soir et matin, des injections avec une infusion vineuse de roses rouges, ou roses de Provins.

Plus tard, lorsque les forces revinrent, je conseillai la promenade particulièrement au matin,
et beaucoup d'exercice dans l'intérieur de la maison. Deux mois après le traitement commencé,
la jeune personne, outre le demi verre d'infusion vineuse de baies de romarin qui lui avait été
prescrit pour chaque matin, en prit un second demi verre tous les soirs avant de se coucher et
trois heures après son dîner. Pendant le dernier mois, elle ajouta à cette médication, une once
de vin chalibé, comme tonique (fortifiant), et emménagogue (excitant de la matrice.)

Les Flueurs Blanches disparurent entièrement vers le quatrième mois; les règles s'établirent
d'une manière régulière vers le sixième, et bientôt à l'aide d'un régime fortifiant, la jeune personne recouvra la santé et sa fraîcheur première.

6.me OBSERVATION.

Jeune personne de 18 ans, atteinte de Flueurs Blanches, par suite de la cessation subite de ses règles

Le 21 juillet 1832, je vis à Ballan une jeune personne de 18 ans, qui depuis 5 semaines était
atteinte de Flueurs Blanches. Elle accusait de vives douleurs dans le bas-ventre et urinait difficilement. Elle avait une fièvre violente qui ne la quittait point.

J'appris qu'à la suite d'une frayeur extrême les règles s'étaient arrêtées et qu'elles n'avaient pas reparu depuis 2 mois et demi.

La malade était d'un tempérament sanguin, forte et bien constituée.

Je pratiquai au bras une saignée de 10 onces, et le lendemain matin je fis placer douze sangsues à l'anus. On mit ensuite la jeune personne dans un bain chaud, elle y resta trois quarts d'heure environ.

J'ordonnai pour boisson de l'eau de graine de lin. Je fis appliquer sur le bas-ventre des cataplasmes de mauves bouillies. On donna des lavemens avec de l'eau de guimauve blanche.

La diète la plus sévère fut recommandée. De l'eau de veau, de l'eau de poulet, furent seules permises.

Le troisième jour, les symptômes d'inflammation s'affaiblirent, et après plusieurs bains, pris pendant 10 jours, la malade se trouva beaucoup mieux.

Enfin les menstrues survinrent, et le 18.me jour du traitement la santé de la jeune personne fut rétablie.

7.me OBSERVATION.

Jeune femme de 22 ans, atteinte de Flueurs Blanches, occasionnées par l'abus d'emménagogues puissans.

Le 29 septembre 1831, je fus consulté par une jeune marchande de la ville, atteinte de Flueurs Blanches depuis 53 jours. Elle s'expliqua à peu près comme il suit :

« Depuis 4 mois j'éprouvais de violens maux de tête; je pris plusieurs bains de pieds sinapisés,
» dans l'espoir qu'ils augmenteraient l'écoulement de mes règles qui paraissaient à peine pendant
» deux jours. Mon mal de tête diminua un peu, mais mes règles ne furent pas plus abondantes.
» Alors une de mes voisines m'enseigna un remède qu'elle regardait comme immanquable : Je fis
» bouillir dans quatre verres d'eau, une poignée dif mâle, avec autant de feuilles de sabine, et
» une once de safran en poudre. Une demi heure après, je passai dans un linge, et pendant trois
» semaines de suite, j'avalai un demi verre de cette médecine, renouvelée autant que de besoin,
» le matin à jeun, et un demi verre à midi.

» Plusieurs fois j'eus des vomissemens affreux, des coliques déchirantes; je me vis atteinte d'un
» écoulement blanc, abondant; enfin, depuis 18 jours j'ai renoncé à ce fatal moyen, car je n'ai
» pu résister aux douleurs atroces que je ressentais dans le bas-ventre, et surtout à la difficulté
» d'uriner, et au sentiment de cuisson, de brûlure que j'éprouvais en urinant. »

La malade était d'une stature moyenne, d'un tempérament lymphatique, (chairs molles et blanches, teint rosé.)

J'ordonnai dix sangsues aux parties génitales externes; des bains chauds entiers; des bains de siège à l'eau de guimauve; des cataplasmes de feuilles de mauves bouillies sur le bas-ventre. Je prescrivis pour boisson, de l'eau d'orge avec 16 grains de sel de nitre par litre. Pour nourriture, des bouillons de veau, de l'eau de pain.

Ce traitement détruisit tous les symptômes énumérés plus haut. Alors je fis faire, au matin et au soir, quelques injections avec 12 grains de sulfate de zinc dans une livre d'eau de roses.

Quarante jours après, cette jeune femme se trouva parfaitement rétablie.

8.me OBSERVATION.

Jeune dame de 27 ans, atteinte de Flueurs Blanches, causées par un coup violent reçu sur le bas-ventre.

Le 13 octobre 1832, je fus consulté par une jeune dame de Tours, âgée de 27 ans qui avait reçu un violent coup de bâton sur le bas-ventre.

Revenant le soir de la campagne, elle avait été arrêtée par un homme ivre qui lui avait porté un violent coup de bâton sur le bas-ventre. Peu de temps après, cet accident lui occasionna de vives douleurs dans le bas-ventre : elle était dans cet état depuis 8 jours, lorsqu'elle réclama mes soins.

La malade était brune et d'un tempérament sanguin très-prononcé.

Je fis appliquer 15 sangsues aux parties génitales externes; le lendemain, 8 autres. J'ordonnai des bains chauds entiers; des bains de siège à l'eau de graine de lin. On mit plusieurs cataplasmes de farine de lin sur le bas-ventre, chaque cataplasme arrosé avec 5 ou 6 gouttes de laudanum de Sydenham. Diète, des bouillons, de l'eau panée.

Le mieux fut sensible le troisième jour, mais le cinquième les douleurs dans le bas-ventre se réveillèrent.

Je pratiquai une saignée de 10 onces, et je conseillai une nouvelle application de 10 sangsues à la vulve. On continua les bains de siège.

Le 8.me jour la malade se trouva parfaitement bien.

Trois mois s'étaient écoulées depuis sa guérison, lorsqu'elle s'aperçut qu'elle était atteinte de Flueurs Blanches.

Je les attribuai au coup violent qu'elle avait reçu précédemment sur le bas-ventre, et je les combattis avec précaution par des injections astringentes d'eau de plantin. L'écoulement diminua mais ne fut pas complétement détruit; alors on frictionna le bas-ventre trois fois par jour avec une flanelle imbibée d'eau-de-vie camphrée, et j'eus recours aux injections d'infusion vineuse de roses de Provins, comme il est expliqué plus haut. Le 44.me jour, les Flueurs Blanches disparurent complétement.

9.me OBSERVATION.

Jeune veuve de 28 ans, atteinte de Flueurs Blanches, causées par un amour violent contrarié.

Le 31 avril 1834, une jeune veuve, âgée de 28 ans, demeurant à Tours, se plaignit chez moi d'être atteinte de Flueurs Blanches intermittentes, c'est-à-dire, non continues.

Je savais que cette dame s'était mariée à 22 ans par dépit d'amour, à un homme qui ne lui convenait point. Veuve quatre ans après, elle avait encore sollicité vainement, de ses parens, la permission de s'unir à l'homme de son choix. Cette opposition se continuait depuis 2 ans, lorsque je fus consulté par cette dame.

Toutes les fois qu'elle éprouvait de vives contrariétés, elle était pendant 10, 12 et 15 jours de suite, tourmentée par des Flueurs Blanches abondantes.

Je ne cachai point la crainte que j'éprouvais de combattre sans résultat cet écoulement, tant que la cause morale existerait; mais je dus obéir aux instances qu'on me fit, et j'essayai.

J'employai donc tous les moyens indiqués dans mes précédentes observations. Les Flueurs Blanches diminuèrent, mais aucune médication ne put les détruire entièrement. Enfin, cette dame prit la résolution de se marier malgré l'avis de ses parens, et bientôt de simples injections faites matin et soir, avec une infusion vineuse de roses de Provins, guérirent totalement les Flueurs Blanches jusque là si rébelles.

10.me OBSERVATION.

Femme de chambre anglaise, âgée de 35 ans, atteinte de Flueurs Blanches intermittentes, déterminées par une menstruation irrégulière.

Le 19 novembre 1833, une femme de chambre anglaise, demeurant à Tours, âgée de 35 ans, brune, grande et fortement constituée, me pria de la débarrasser de Flueurs Blanches intermittentes, dont elle était atteinte depuis 3 ans environ. Très-mal réglée, les menstrues étaient souvent remplacées par un écoulement abondant qui se prolongeait pendant 15, 18 jours. Je compris facilement que pour détruire ces Flueurs Blanches, il fallait d'abord rendre régulière la menstruation.

J'ordonnai à la malade de prendre chaque matin à jeun, pendant dix jours, 3 gros de sirop d'absinthe; puis, tous les huit jours, je fis augmenter la dose de 2 gros, jusqu'à 2 onces par jour, 1 once soir et matin.

Deux jours avant chaque époque ordinaire de l'apparition des règles, je fis appliquer pendant quatre mois, 6 sangsues au haut des cuisses, et prendre des bains de pieds avec 2 onces de farine de moutarde.

Par ces moyens si simples, les menstrues se rétablirent parfaitement, et trente injections faites soigneusement avec 10 grains de sulfate de zinc dans un litre d'eau de roses, suffirent pour empêcher les Flueurs Blanches de reparaître.

11.me OBSERVATION.

Dame de 36 ans, atteinte de Flueurs Blanches, causées par un usage répété de bains très-chauds.

La femme d'un négociant de Tours, âgée de 36 ans, atteinte depuis 23 mois environ de Flueurs Blanches avec cessation de ses règles, vint me consulter le 11 décembre 1831.

Délicate, d'un tempérament nerveux sanguin, la malade avait maigri prodigieusement depuis l'apparition de l'écoulement blanc dont elle était affligée. Elle était pâle et excessivement faible; elle accusait des douleurs continuelles dans l'estomac, entre les épaules, dans les cuisses.

Je l'interrogeai sur ses habitudes, sur sa manière de vivre, et à force de questions, je parvins à découvrir la cause qu'elle était loin de soupçonner de cet écoulement.

Cette dame, sujette à une constipation presque continuelle, prenait fréquemment des demi bains très-chauds : c'était là évidemment la cause des Flueurs Blanches dont elle était tourmentée.

Je défendis expressément les bains chauds, et pour vaincre plus sûrement la constipation, je conseillai l'usage de la limonade suivante : 6 gros de crème de tartre soluble dans un litre d'eau, avec quantité suffisante de sucre, pour deux jours à prendre par verrée.

J'ordonnai le vin chalybé, une once par jour, soir et matin. Je fis faire des injections profondes avec une solution de nitrate d'argent (1 grain dans un litre d'eau.) Je recommandai un régime fortifiant; je défendis les crudités et les salaisons. Je conseillai les promenades du matin, ainsi qu'un exercice modéré dans la journée. Trois mois et demi de ce traitement suivi sévèrement, rappelèrent les règles et détruisirent les Flueurs Blanches.

12.me OBSERVATION.

Femme de 40 ans, atteinte de Flueurs Blanches, à la suite de cinq fausses couches.

Le 11 du mois de septembre 1831, la femme d'un brigadier de gendarmerie, des environs de Tours, atteinte de Flueurs Blanches depuis 4 ans, à la suite de cinq fausses couches, vint me consulter.

Elle était petite, d'un tempérament lymphatique. Les Flueurs Blanches l'avaient surtout réduite à un état de faiblesse extrême.

Avant leur apparition, grosse trois fois en sept mois de temps, elle avait éprouvé aux trois fois, des accidens graves, qui avaient toujours déterminé un avortement, et des pertes effrayantes. Dès lors, il lui fut impossible, malgré le désir qu'elle en ressentait de devenir mère. La moindre secousse suffisait pour détruire ses espérances, et plus tard encore, elle fit deux fausses couches qui mirent ses jours dans le plus grand danger, et lui laissèrent après son rétablissement, des Flueurs Blanches presque continuelles. Voici le traitement que je lui indiquai :

1°. Une once pendant un mois, soir et matin, d'une infusion vineuse de quinquina. Puis pendant trois autres mois, 2 onces matin et soir, de la même infusion.

2.° A midi, 10 grains de copahu en augmentant tous les deux jours de 2 grains, jusqu'à une once. (Les pilules de térébenthine essayées d'abord ne purent être supportées par la malade.)

3.° Injections profondes à faire chaque jour, matin et soir, avec de l'eau de roses, (un litre et le sulfate de zinc, depuis 20 grains jusqu'à 40 grains.)

4°. Application d'une large mouche à la partie inférieure et interne de la cuisse, au-dessus du genou.

5.° Frictions sèches sur le bas-ventre, tous les soirs.

6°. Usage de viandes blanches rôties; abstinence de toutes crudités et de salaisons.

7.° Vin vieux rouge coupé avec les deux tiers d'eau minérale de Vichy. Cinq mois plus tard je permis moitié de vin rouge.

Les Flueurs Blanches furent parfaitement détruites après cinq mois de ce traitement.

A cette époque j'ordonnai à cette femme 2 onces d'huile de ricin, et je supprimai la mouche.

13.me OBSERVATION.

Femme de 42 ans atteinte de Flueurs Blanches, causées p ir des lochies trop promptement supprimées.

Ainsi que je l'ai dit dans ma seconde observation, la mère de la petite fille qui en est le sujet , m'avoua, le 3 janvier 1831, qu'elle était atteinte de Flueurs Blanches, depuis 18 ans, à la suite d'une suppression subite de lochies. Voici l'explication qu'elle me donna :

« Après cinq jours et quatre nuits de douleurs violentes, j'accouchai avec beaucoup de peine, d'un garçon très-fort. Le 3.me jour qui suivit ma délivrance, je vidais abondamment, lorsqu'un gros chien entra dans ma chambre, en hurlant d'une manière effrayante..

» J'avais entendu dire qu'il y avait des chiens enragés; la vue de cet animal me causa une telle frayeur, que je fus, à l'instant même, inondée d'une sueur froide, et que l'écoulement s'arrêta sur-le-champ.

» J'eus bien de la peine à me rétablir de cette couche, et quatre mois après cet accident, je fus atteinte d'un écoulement abondant, de matière tantôt blanche, tantôt jaune, tantôt verte, qui augmenta lorsque je devins enceinte, et surtout lorsque je fus accouchée de ma petite fille qui est devant vous.

» Pour uriner, je souffre horriblement, et si je n'avais pas la précaution, soir et matin, de me couvrir *les parties* avec du suif fondu , je ne pourrais pas y tenir.

Je promis à cette femme de la délivrer de cette fâcheuse infirmité, si elle consentait à se conformer rigoureusement au traitement que je lui indiquerais. Elle m'assura qu'elle serait docile; je lui ordonnai ce qui suit :

1.° Plusieurs demi-bains chauds à l'eau de guimauve blanche , afin de combattre l'irritation extrème des parties génitales externes et internes. 2.° A partir du septième jour, tous les matins, une once de vin chalybé, comme tonique, et propre à régulariser l'écoulement difficile et irrégulier des règles. 3.° Dix grains de copahu, à midi, en augmentant tous les jours, de 2 grains jusqu'à une demi once. (Les pilules de térébenthine, essayées d'abord, ne purent être supportées par la malade.) 4.° Injections profondes à faire chaque jour, matin et soir avec l'eau de roses (un litre), et le sulfate de zinc (depuis 30 grains jusqu'à 60.) 5.° Mêmes alimens et mêmes boissons que celles conseillées dans la 12.me observation.

Sous l'influence de cette médication les Flueurs Blanches diminuèrent rapidement; mais vers le cinquième mois, elles reparurent avec autant d'abondance qu'avant le traitement.

Alors persuadé que les moyens employés jusqu'à ce jour n'avaient point assez d'énergie pour détruire une leucorrhée aussi ancienne et aussi grave, je fis étendre bien également, sur un morceau de peau, large comme les deux mains, recouvert de poix de Bourgogne, 1 gros d'émétique.

Cet emplâtre fut placé à la partie interne et supérieure de la cuisse droite, et y resta 48 heures.

Quand il fut ôté, on trouva à la place qu'il avait occupée, 40 boutons environ, gros comme le bout du petit doigt.

Soir et matin je fis panser la surface irritée avec la pommade de Garou, et bientôt j'obtins une suppuration abondante, que j'entretins pendant deux mois entiers.

Tant qu'à l'intérieur, chaque jour, soir et matin, je fis prendre 2 gros de copahu, et à midi un verre d'infusion de bourgeons de sapins du Nord.

Six semaines s'étaient à peine écoulées depuis l'application de l'emplâtre stibié, quand les Flueurs Blanches disparurent.

Enfin, j'eus soin de terminer le traitement par une légère purgation répétée tous les sept jours, pendant un mois.

14.me OBSERVATION.

Dame de 47 ans, atteinte de Flueurs Blanches déterminées par l'âge critique.

Le 30 août 1834, la femme d'un rentier de Montlouis, âgée de 47 ans, me fit appeler pour la débarrasser de Flueurs Blanches, dont elle était atteinte. Elle m'apprit que depuis 4 mois elle avait cessé d'avoir ses règles, et que c'était depuis ce moment que l'écoulement avait commencé à paraître. La personne qui me consultait était d'une taille moyenne, grasse, bien constituée, d'un beau tempérament sanguin. Elle n'avait jamais eu d'enfans, et ses menstrues avaient toujours paru avec la plus grande régularité

Je la rassurai en lui disant que ces Flueurs Blanches, fort peu inquiétantes, céderaient à un traitement facile. En effet, je prescrivis une infusion dans de l'eau ferrée, de baies de romarin, à prendre par verrée soir et matin. Je fis placer une mouche au bras gauche. J'ordonnai de faire pendant six semaines, soir et matin, des injections avec une infusion vineuse de roses de Provins.

Je conseillai même régime que dans les cas précédens, et j'indiquai pour boisson ordinaire, l'eau minérale de Vichy, coupée avec du vin vieux rouge. Les Flueurs Blanches furent promptement supprimées; et une bouteille d'eau de sedlitz bue en deux matinées, stimula fortement l'appétit. Deux mois plus tard je supprimai la mouche, en ayant soin de purger convenablement la dame en question.

15.me ET DERNIÈRE OBSERVATION.

Femme de 52 ans, atteinte de Flueurs Blanches, à la suite de sueurs abondantes supprimées brusquement.

Le 23 octobre 1834, je fus consulté par la femme d'un marchand de Montlouis, qui éta aitt—

teinte depuis sept mois de Flueurs Blanches qu'elle attribuait à la suppression trop brusque de sueurs abondantes.

« J'étais, me dit-elle, arrivée à mon âge critique, lorsque la cessation de mes règles m'occasionna aux pieds des sueurs abondantes et d'une odeur insupportable. Lassée d'être dans un pareil état, je résolus de me délivrer de cette incommodité. J'employai un grand nombre de remèdes de commère qui restèrent sans effet. Enfin, je m'imaginai de tremper mes pieds à plusieurs reprises dans de l'eau très-froide. Ce moyen me réussit et je fus débarrassé de mes sueurs de pieds, mais je fus presque aussitôt atteinte de Flueurs Blanches qui ne m'ont point quittée depuis cette époque.

D'après une semblable déclaration, je dus m'efforcer avant tout, de rappeler les sueurs.

J'ordonnai à la malade de boire abondamment et alternativement de la tisane de bourrache et de salsepareille, en ajoutant à chaque pot de tisane d'une livre, 24 gouttes de teinture de digitale, pour les quinze premiers jours, et en augmentant ensuite, successivement la dose de teinture jusqu'à un gros. Je fis faire sur les jambes et sur les pieds, 3 frictions par jour, avec quelques gouttes de la même teinture de digitale. Le soir, après la 3.me friction, la malade s'enveloppait les jambes et les pieds dans des bas faits avec du taffetas gommé, afin de provoquer les sueurs pendant la nuit. J'eus la satisfaction, après 5 semaines de ce traitement, de voir les sueurs rappelées aux pieds. Dès lors je combattis avec succès les Flueurs Blanches comme il suit : Je prescrivis à la malade; 1.° Une verrée matin et soir, d'eau ferrée, dans laquelle on fit infuser par pinte, une forte pincée de fleurs d'orties blanches. 2.° Tous les jours à midi, 6 pilules d'un grain chaque, de térébenthine, pendant 10 jours, puis en augmentant chaque jour, à partir de cette époque, de 2 pilules également d'un grain chaque, jusqu'à 2 gros en plusieurs pilules. 3.° Des injections avec une solution de nitrate d'argent (1 grain pour un litre d'eau.) 4.° Une large mouche au-dessus du genou, à la partie inférieure et interne de la cuisse. 5.° Des frictions sèches sur le bas-ventre.

Trois mois après ce dernier traitement commencé, les Flueurs Blanches disparurent. Je supprimai la mouche, et j'ordonnai de prendre une bouteille d'eau de sedlitz, en deux jours (le matin à jeun.)

Ces quinze observations variées, et qui ne sont peut-être pas sans intérêt, choisies parmi plus de soixante cas de pratique, avec autant de soin que de conscience, aideront, je l'espère, les femmes atteintes de Flueurs Blanches, dans le choix du traitement qu'elles devront adopter, suivant la nature de l'écoulement qu'elles auront à combattre.

Je suis loin d'assurer que toutes les Flueurs Blanches céderont aux différens moyens que j'ai indiqués, il en est malheureusement de très-rebelles qu'aucune médication ne peut détruire, et qu'il serait même imprudent de supprimer (1); mais je suis convaincu par l'expérience, que ces moyens seront employés avec succès dans le plus grand nombre des écoulemens leucorrhéiques.

Une grande patience, une persévérance à toute épreuve, une exactitude vétilleuse, telles sont les auxiliaires indispensables au traitement qui doit déterminer la guérison parfaite des Flueurs Blanches.

Je termine cet opuscule que le seul désir d'être utile m'a dicté, en invitant bien sincèrement les femmes atteintes de Flueurs Blanches, qui me liront, à s'adresser pour les cas graves et difficiles, surtout lorsqu'il faut porter la canule de la seringue à injection dans l'intérieur même de la matrice, à s'adresser, dis-je, à un médecin prudent, qui les dirigera dans le traitement qu'elles devront suivre, beaucoup plus sûrement que l'interprétation de tout ce qu'on pourrait écrire sur la leucorrhée, (écoulement blanc.)

(1) L'homme de l'art peut seul en décider.

9 782329 124247